DE L'ACTION DE LA MÉDECINE SUR LA POPULATION DES ÉTATS;

Par M. PRUNELLE (1).

(Extrait de la Revue médicale.)

LA nature a répandu les germes de la vie d'une main tellement libérale, que la multiplication des êtres organisés eût été sans bornes

(1) Ce discours a été prononcé à l'ouverture du Cours de Police médicale que j'ai donné en 1818 dans la Faculté de Médecine de Montpellier; ce sujet étant comme nouveau dans l'enseignement public, je publiai un programme de mes leçons. Le discours que l'on va lire n'en est en quelque sorte que le développement : j'ai consenti à le publier ici, parce qu'il présente, sur les rapports de la Médecine et de l'Economie politique, quelques idées trop peu répandues, et qui me paraissent néanmoins établir le véritable principe de l'application de la Médecine à diverses questions d'administration publique. Cette application, qui constitue cette branche particulière de la Médecine à laquelle on a donné le nom de *Police médicale*, m'avait paru rentrer dans les attributions des chaires de médecine légale établies dans les écoles françaises ; car le petit nombre de questions psychologiques, anatomiques, chimiques, médicales et chirurgicales que les tribunaux peuvent soumettre aux Médecins, ne me paraissaient pas susceptibles d'un développement assez grand pour devoir faire la matière d'un cours annuel. La Commission de l'Instruction publique en a jugé autrement lorsqu'elle a appelé le

sans les besoins impérieux qui ont établi, à cet égard, des limites impossibles à franchir. On peut même raisonnablement penser qu'une seule espèce d'animaux ou de plantes eût peuplé la terre, si d'autres espèces ne se fussent présentées, soit pour détruire violemment la première, soit pour lui enlever ses moyens d'existence. La reproduction de l'espèce humaine marcherait elle-même d'une manière indéfinie si les moyens d'existence pouvaient augmenter dans le même rapport que le nom-

savant chimiste M. Orfila à l'enseignement de la partie chimique, et M. Royer-Collard à l'enseignement de la partie *mentale* ou psychologique de la médecine légale dans la Faculté de Paris; d'où il est résulté que la plus grande partie de la médecine légale n'y est point enseignée, et que, pour y obtenir un cours de médecine légale complet, il reste encore quatre professeurs à nommer, l'un, de médecine légale anatomique, l'autre, de médecine légale médicale, le troisième, de médecine légale chirurgicale, le quatrième, de médecine légale des accouchemens. M. Orfila ne laisse rien à desirer sur la médecine légale chimique; mais M. le docteur Royer-Collard a trop d'esprit pour ne pas convenir qu'un Médecin *qui est hors d'état de reconnaître* l'étranglement d'une hernie inguinale saurait encore bien moins découvrir une maladie que l'on dissimule, apprécier la gravité d'une plaie, déterminer l'époque d'une grossesse, etc. En suivant l'esprit des arrêtés de la Commission de l'Instruction publique qui ont créé des chaires de médecine mentale et de médecine légale mentale, on doit s'attendre à voir créer bientôt des chaires bre de leurs consommateurs. On peut donc regarder comme une loi constante cette proposition : *que tous les êtres vivans ont à multiplier leur espèce une tendance supérieure à l'étendue des produits nécessaires à leur conservation.*

Mais cette loi, qui semble former, et qui forme en effet une source constante de misères et de malheurs pour l'espèce humaine, devient en même temps le principe créateur de la société et le mobile le plus puissant de la civilisation. A peine le désir de la reproduction a-t-il créé la famille, que cette famille

---

distinctes pour l'enseignement de la doctrine des inflammations du bas-ventre et des inflammations du cerveau ; toutes créations qui tendent inévitablement à rompre l'unité scientifique de l'enseignement et à légitimer l'ignorance. Mais à quoi ne devait-on pas s'attendre après avoir vu supprimer les concours pour donner à un homme dont on sait trop quel a été le genre d'éducation médicale, la facilité d'entrer comme professeur dans la Faculté de Médecine de Paris ? Une chaire nouvelle a dû ensui e être disposée dans les convenances personnelles de M. le docteur Royer-Collard, et il la remplira sans doute de manière à justifier la Commission de l'Instruction publique, lorsqu'elle a dit : *que cette chaire devait honorer la Faculté et la France elle-même.* Nous tenons trop à la gloire nationale, dont les leçons de M. Royer-Collard vont ainsi faire partie, pour ne pas nous faire un devoir d'en rendre compte, lorsque nous aurons eu le bonheur de les entendre.

éprouve des besoins auxquels il ne pourra être pourvu que par les produits du travail. Celui-ci devient donc obligatoire, et cette obligation s'exécute pour chacun avec un zèle proportionné à ses désirs, à sa capacité, et conséquemment avec un succès inégal. Cette inégalité dans le travail établit déjà celle des fortunes : les uns obtiennent du superflu, les autres manquent du nécessaire. La société, qui ne se composait d'abord que d'hommes forts et d'hommes faibles, se divise bientôt en riches et en pauvres; ceux-ci n'ayant plus rien ou n'ayant pas assez, travaillent pour les premiers; et cette inégalité nouvelle qui va toujours croissant à mesure que la population s'augmente et que ses besoins se multiplient, amène nécessairement à sa suite tous les arts de la civilisation, c'est-à-dire toutes les sources de lumières et de perfectionnement capables d'élever l'homme au rang qu'il doit occuper dans la nature.

Une conséquence immédiate de ces premières données, c'est que l'opulence et la force d'une société, ou d'une nation, croissent en raison directe du nombre de ses membres, pourvu néanmoins que ce nombre ne soit pas hors de toute proportion avec les moyens d'existence qui lui sont offerts (1).

---

(1) Cette vérité, qui a été si bien développée dans le bel

Ainsi le corps social se trouve placé entre ce double écueil, ou de n'être point assez nombreux pour résister aux causes de destruction que la civilisation entraîne avec elle, ou de l'être beaucoup trop relativement à la somme de besoins à satisfaire. C'est entre ces deux écueils que les gouvernemens cherchent toujours à placer les nations. Mon projet n'est pas d'énumérer ni de juger ici les moyens employés pour arriver à ce but; je me propose seulement d'examiner l'espèce et la quantité d'influence que la Médecine peut obtenir dans ces grands résultats. Cette influence établit une application nouvelle de la science de la Médecine, ou constitue une branche particulière de l'art médical à laquelle je donne le nom de *Médecine politique*, ou du *Corps social*, pour la distinguer de la Médecine clinique ou privée, qui ne s'occupe que de l'individu et nullement de l'espèce.

Je vais donc présenter quelques idées générales qui pourront faire connaître la manière

---

ouvrage de Malthus, se trouve énoncée en plusieurs endroits du savant livre de Sussmilch, et notamment dans le passage suivant : *Ist es nun wahr, dass in der Menge der Einwohner die ein Land zu fassen und zu ernehren vermœgend ist, die Gluckseligkeit eines Staats bestehe, u. s. w. Sussmilch's gottliche Ordnung.* 1765, tom. 1, pag. 151.

dont il est possible de concevoir l'action ou le mode d'action que la Médecine exerce sur la population des Etats, soit en garantissant cette même population contre les causes destructives attachées à l'état de société, soit en remédiant aux maux provenant de l'excès de population, ou de la rupture de l'équilibre exigé entre la consommation et la production, ce qui établit la double considération de la Médecine combattant la mortalité due à l'insalubrité des diverses circonstances de l'état social, et de la Médecine s'opposant à la mortalité produite par l'accroissement excessif de la population.

Cette influence de la Médecine combattant la mortalité n'est pas telle cependant que le nombre absolu des hommes puisse en être directement augmenté. L'influence de la Médecine qui conserve l'individu n'est que momentanée ; l'influence de l'industrie, qui multiplie les moyens d'existence, est permanente ; et si le Médecin ne parvient pas à augmenter cette industrie, en prolongeant la vie de celui qui en est le dépositaire, et en abrégeant les maladies qui suspendent le travail, l'action de la Médecine sur la population est absolument nulle ; car il ne faut point perdre de vue qu'un homme, en périssant, fait toujours place à un autre qui, sans cette circonstance, ou ne serait pas né, ou mourrait de besoin (1).

Tout se réduit donc à cette question unique : celle de savoir si la probabilité de vie et la vie moyenne de l'homme (2) ont augmenté ou diminué, et si l'augmentation proportionnelle qui se remarque chez les nations les plus civilisées dépend d'une amélioration dans les mœurs ou d'une amélioration dans les pratiques de la Médecine. Si je puis répondre d'une manière satisfaisante à la question considérée sous ce double point de vue, j'aurai suffisamment établi l'importance de la matière qui fait l'objet de ce discours.

---

(1) Aussi voit-on le rapport des naissances aux décès qui, dans les pays les plus civilisés, est de 120 à 100, croître considérablement à la suite des grandes mortalités. Dans l'année 1811, qui suivit la peste qui ravagea le nord de la Prusse, le rapport des naissances aux décès fut de 320 à 100, ce qui est presque le triple du rapport ordinaire ; mais la peste, suivant les calculs de Sussmilch, avait enlevé plus du tiers de la population. *Gottl. Ordnung*, I., pag. 327. Il est d'observation commune de voir toujours à la suite d'une grande mortalité le nombre proportionnel des enfans au-dessus du nombre ordinaire. Short, qui mentionne déjà ce fait, en donne, à mon avis, une explication vicieuse, en disant que les années de grande mortalité sont presque toujours suivies d'une salubrité remarquable.

(2) On se rappelle que l'on nomme *vie moyenne* le quotient de la somme totale des âges divisée par le nombre des morts ; ce qui est bien différent de la *probabilité de vie*, avec laquelle on confond quelquefois la vie moyenne.

Je ne pense pas que, pour résoudre ces questions, il soit nécessaire de remonter à l'origine de la Société, ni même de parcourir les contrées de l'Amérique dans lesquelles, suivant l'expression d'un écrivain fameux, « le voyageur qui » part d'une ville principale où l'état social » est perfectionné, traverse successivement » tous les degrés de civilisation et d'industrie » qui vont toujours en s'affaiblissant, jusqu'à » ce qu'il arrive en très-peu de jours à la cabane » informe et grossière construite de troncs » d'arbres nouvellement abattus. » Tant de causes tendent à abréger la durée naturelle de la vie humaine, qu'il suffit presque de les énoncer pour apprécier les résultats dont serait suivie la soustraction de leur influence. Je ne parlerai que des principales de ces causes ; savoir : l'insalubrité des lieux habités, la mauvaise qualité des alimens et des boissons, l'intempérie des saisons, les occupations malsaines, les maladies contagieuses et épidémiques, la guerre, le défaut ou la mauvaise administration des secours médicinaux.

La plupart de ces obstacles à la population tiennent à des causes physiques dont l'étude ressort de la science du Médecin, et dont il est au pouvoir de l'homme civilisé d'écarter l'influence. C'est ainsi que, dans l'origine de la Société, les premières demeures des hommes, d'abord isolées et placées dans les expositions les plus avantageuses, après s'être étendues successivement dans des pays bas et humides, se sont agglomérées en villages et en villes où la salubrité a toujours été en raison inverse du nombre des habitans; tellement que, vers le milieu du siècle dernier, la mortalité annuelle était, dans les parties de l'Angleterre consacrées à l'agriculture, de 1 sur 45; tandis que dans les grandes villes elle se trouvait de 1 sur 27, et même, suivant Price, de 1 sur 23. Cette différence est plus sensible encore dans le premier âge de la vie, où les effets sont simplifiés par l'exclusion du luxe et des excès de débauche et d'intempérance dont les villes sont le principal théâtre. Car, dans les grandes villes, la moitié des enfans meurt, en général, avant l'âge de trois ans, tandis que, dans les campagnes, il faut aller jusqu'à l'âge de trente, et même de trente-cinq ans, pour trouver une mortalité égale.

L'entassement des hommes dans les rues étroites des grandes villes, dans les ateliers, dans les prisons, était une des causes les plus actives du retour de ces maladies contagieuses qui désolaient autrefois périodiquement l'Europe (1). Tout est bien changé depuis lors.

(1) Il suffit d'avoir parcouru quelques-uns des historiens

Aussi Héberden remarque-t-il que la mortalité actuelle de Londres est bien au-dessous de ce qu'elle était à l'époque où Price établissait ses calculs ; car, suivant les comptes rendus en conformité de l'acte sur la population, la mortalité, au lieu d'être, comme par le passé, de 1 sur 23 ou de 1 sur 27, n'est plus maintenant, à Londres, que de 1 sur 31. Le calcul donnerait pour Paris des résultats analogues. Quelle différence en effet de ces rues étroites et infectes, de ces maisons bases et obscures, de ces places publiques qui ne semblaient faites, il y a deux siècles, que pour accumuler les immon-

---

du moyen âge pour se convaincre d'un fait que l'on observe si fréquemment encore dans les parties de l'Amérique et de l'Asie où plusieurs familles vivent entassées dans des huttes étroites, basses, mal ou point aérées, et tellement puantes, qu'en aucun autre lieu l'odorat ne peut être aussi désagréablement affecté. On voit en conséquence la contagion s'établir fréquemment dans ces habitations, et détruire jusqu'au dernier de leurs habitans. On observe également, dans l'histoire de toutes les épidémies d'Europe, que le plus grand nombre des victimes se trouve dans les classes inférieures qui vivent entassées dans des logemens sales et étroits. L'incendie de Londres, en donnant la facilité de percer des rues nouvelles, d'élargir les autres, de construire des maisons plus grandes ou mieux aérées, n'a pas peu contribué à écarter les maladies contagieuses qui avaient, pendant si long-temps et si fréquemment, désolé cette immense capitale.

dices des deux plus grandes capitales de l'Europe, avec l'élégance et la propreté qui distinguent aujourd'hui les villes de Paris et de Londres! Quelle différence aussi de la salubrité qui s'est établie dans ces villes depuis que l'air y circule plus librement, que l'eau y a été amenée en quantité suffisante, et que l'agriculture a trouvé une source nouvelle et inépuisable de vie dans ces boues et ces immondices qui répandaient auparavant l'infection et la mort; depuis, en un mot, que la médecine y surveille et le sol sur lequel nos pieds reposent, et jusques à l'air que nos poumons respirent!

Les grands fléaux, tels que la guerre et la peste, décident des pertes d'hommes qui sont promptement réparées, pourvu que les alimens ne viennent pas à manquer. Mais si la quantité en est insuffisante, si la qualité en est mauvaise, de nouvelles maladies se déclarent; et ces maladies-là, ainsi que Short l'avait déjà observé, ne sont ni les moins longues ni les moins funestes. Nous ne sommes plus au temps où les fruits sauvages, joints aux produits de la chasse et de la pêche, suffisaient à nourrir les hommes; maintenant nous puisons nos alimens par-tout; l'espoir d'un lucre illicite les altère souvent; c'est ensuite au médecin qu'il appartient de découvrir et de corriger ces altérations.

Le besoin de se nourrir n'est pas le seul qui

se fasse sentir chez l'homme social ; les idées morales qu'il attache à l'état de nudité, l'intempérie des saisons, dont il est devenu plus impressionnable, ont rendu les vêtemens nécessaires dans les climats les plus chauds, comme dans les climats les plus froids. Une partie des habitans des villes a été employée à la fabrication de ces vêtemens; et de là cette foule d'arts et de professions différentes qui épuisent plus ou moins les forces et dont quelques-uns exercent une impression malfaisante, tant sur celui qui les pratique que sur ses voisins. De là la nécessité de corriger les émanations délétères qui s'élèvent de certaines manufactures, et souvent de rejeter ces manufactures elles-mêmes hors de l'enceinte des villes. La médecine indique au fabricant le moyen de se préserver des atteintes meurtrières des matières qu'il travaille; elle fait connaître la composition et la forme de vêtemens la plus avantageuse à la santé; elle proscrit tous ces raffinemens de parure que le luxe commande, que le bon goût désavoue, et qui ne tendent en effet qu'à la destruction de l'individu et qu'à la dégénération de l'espèce.

Parmi les causes qui arrêtent les progrès de la population, l'une des plus énergiques sans doute est le retour périodique de ces maladies que l'Europe voit successivement disparaître, et qui sévissent encore avec tant de fureur en Orient et dans les régions équinoxiales. La plus terrible de ces maladies est due à des miasmes contagieux qui s'attachent à tous les corps, se transportent au loin avec eux, et frappent ensuite avec l'impétuosité de la foudre. Le nom seul de la peste glace d'effroi les cœurs les plus intrépides; à son approche on voit se dissoudre les liens de nos affections les plus chères; et la stupeur du malheureux Musulman, qui croit être condamné d'avance par les arrêts du destin, vient encore augmenter les ravages d'une maladie que de sages précautions finiraient par éloigner sans retour. Mais les décroissemens que la population éprouve dans les régions soumises à la loi du Prophète ne tiennent pas seulement aux ravages de la peste. L'existence y est si mal assurée, la propriété y est tellement incertaine, les actes arbitraires et les exactions y sont si fréquens que la masse des produits agricoles diminue d'année en année, et que la dépopulation pourrait tenir à cette seule cause, alors même qu'il ne resterait pas à mettre sur le compte seul de la peste les entraves qu'elle apporte au commerce étranger et conséquemment à la production, source manifeste de toute population (1).

---

(1) « Rien, a dit le célèbre M. Say, ne peut accroître

Le problème est réduit à une forme plus simple en Amérique, où le despotisme des gouvernemens a une action moins grande, si même elle n'est pas tout-à-fait nulle. Dans les contrées que la fièvre jaune désole, la santé et la fortune des habitans sont attaquées à la fois; aux époques où cette cruelle maladie se développe, les communications intérieures se trouvent presque interrompues; les communications extérieures deviennent extrêmement

---

» la population que ce qui favorise la production, et rien » ne peut la diminuer, au moins d'une manière perma- » nente, que ce qui attaque les sources de la produc- » tion. » La production est le résultat du développement de l'industrie, et par-tout où la propriété est mal assurée il ne peut y avoir d'industrie. Les peuples sujets aux gouvernemens oppresseurs ne cultivent, en conséquence, qu'autant de terrain qu'il leur en faut pour vivre le plus strictement possible. Sous le sabre des Mamelucks, la masse des terrains cultivés diminuait chaque jour en Egypte, contrée jadis si florissante et si peuplée. Dans l'intérieur de l'Afrique, le régime féodal encourage, il est vrai, la production des hommes, mais c'est pour fournir aux besoins du marché d'esclaves qui existe depuis si long-temps dans cette partie du monde. Lorsque les demandes faites par cet infâme trafic auront enfin cessé, il y aura nécessairement un excédant de population que la guerre et les maladies seront forcées de consommer, tant que les nègres demeureront soumis à une forme de gouvernement qui exclue tous les arts de la civilisation.

difficiles, et l'échange des produits du sol ne se fait plus qu'avec une grande peine. Pendant une partie de l'année, les habitans de la Caroline du Sud sont forcés d'abandonner leurs plaines fertiles. A l'époque de la saison chaude, les équipages des vaisseaux qui abordent à la Vera-Cruz y périssent presque en entier. La fertilité de ces contrées devient elle-même une cause de dépopulation ; la chaleur excessive qui y règne décompose rapidement des amas énormes de substances végétales et animales; les foyers d'infection que cette décomposition entretient ne disparaîtront que par un changement total dans le système de culture adopté, ou par des travaux analogues à ceux qui ont diminué le nombre des fièvres intermittentes en Europe.

La petite-vérole fait également de grands ravages en Amérique; c'est elle qui a réduit d'une manière si effrayante le nombre des indigènes de la Californie, et fait tant de mal aux habitans du Paraguay (1). Les épidémies

---

(1) Vancouver rapporte qu'il a parcouru dans la côte nord-ouest de l'Amérique plus de cent cinquante-huit milles de côtes sans avoir rencontré plus de cent cinquante habitans, quoiqu'il vît une foule de villages assez grands, mais entièrement déserts, et dans lesquels on trouvait çà et là des ossemens humains. Ce n'était point la frayeur qui avait fait déserter ces villages. Les indigènes se présentaient aux

de petite-vérole reparaissent au Mexique tous les dix-sept à dix-huit ans, et sont toujours fort meurtrières : celle de 1779 enleva, à Mexico seulement, près de neuf mille personnes. En Egypte, dit M. Des Genettes, la petite-vérole est la plus meurtrière des maladies; en Europe, malgré les ravages de la petite-vérole, on s'est obstiné à considérer pendant long-temps les pustules des varioleux comme un moyen dépuratoire; on a combattu l'inoculation, qui diminuait les accidens de cette maladie; on a nié l'efficacité de la vaccine, qui détruit la faculté de la contracter. Mais la vérité se fait jour au travers de tant d'obstacles. Les clameurs de l'ignorance et de l'intérêt privé ne seront pas toujours entendues, et la pratique de la vaccine ne tardera pas à devenir générale. « Les Indes, » pour la première fois, a dit éloquemment » M. de Humboldt, ont vu ces mêmes vaisseaux

---

Anglais sans défiance ni crainte; leurs visages avaient, en général, été traités rudement par la petite-vérole, et la dépopulation observée tenait sans doute à l'action de cette maladie, qui, de même que les autres contagions, fait toujours, chez les nations peu civilisées, des ravages épouvantables, et tels que peu de malades en réchappent, soit en raison du manque de soin, soit en raison de la petitesse des habitations dans lesquelles on est forcé de les encombrer, soit en raison de la malpropreté, qui ne permet d'opposer aucun obstacle aux progrès de la contagion.

» qui d'ailleurs ne renferment que les instru-
» mens du carnage et de la mort, porter à l'hu-
» manité souffrante le germe du soulagement
» et de la consolation. » Bientôt, il faut l'espérer, le jeune médecin qui voudra étudier sur la nature vivante les caractères de la petite-vérole sera forcé de quitter l'Europe, ou tout au moins de se transporter dans ces lieux où les préjugés parviendront pendant quelque temps encore à imposer silence à la voix de la raison.

Qu'on ne s'imagine pas cependant que l'influence de la vaccination soit telle qu'elle augmente la population générale d'un nombre d'hommes égal à celui qui était régulièrement emporté par la petite-vérole. Beaucoup de médecins se sont trompés à cet égard, et les hommes d'état n'ont pas eu souvent sur ce point des idées beaucoup plus justes. C'est ainsi qu'en évaluant à 1,000,000 le nombre des naissances annuelles, et à 150,000 celui des décès résultant de la petite-vérole, on a cru qu'en 1811, où la mortalité variolique n'avait été que de 8,500, 141,500 enfans avaient été réellement ajoutés à la masse de la population par l'emploi de la vaccine; addition qui, disait-on, compensait bien au-delà des consommations de la guerre. On oubliait donc entièrement la probabilité de mort qui continue à exister pour chaque enfant, même après l'extinction de la petite-vérole ; on regardait comme indifférent pour une nation d'être composée d'hommes en état de produire, ou d'enfans au berceau qui consomment inutilement ; ce qui est également absurde.

Tout nous porte à penser qu'en France du moins la population est croissante depuis quelques années. Mais pourquoi attribuer à la vaccine seulement ces accroissemens présumés, tandis qu'il est inévitable de reconnaître dans ce fait, s'il est réel, le concours de plusieurs causes qui agissent ensemble, et dont il faudrait séparer et apprécier les effets suivant une intensité d'action qui varie d'un moment à l'autre? Il faudrait savoir avant tout, 1° si les enfans qui mouraient de la petite-vérole avant la découverte de la vaccine ne mourront pas maintenant de quelque autre maladie ; 2° si le nombre des naissances présente des différences notables dans l'état variolique ou dans l'état non variolique ; 3° si l'action de la vaccine enfin a changé quelque chose à la situation économique ou politique des nations.

Watt me paraît avoir répondu à la première de ces questions, en prouvant, par un dépouillement des registres mortuaires de Glascow, depuis 1783 jusqu'en 1813, qu'avant et après l'introduction de la vaccine, la mortalité des enfans âgés de dix ans est demeurée à-peu-près la même, et que les enfans de cet âge qui mouraient auparavant de la petite-vérole étaient morts de la rougeole ou de quelques autres maladies propres à l'enfance (1). Watt a faussement conclu de ce résultat que la vaccine devait produire ou aggraver ces autres maladies ; tandis qu'il devait se borner à dire que la mort trouvant une de ses issues ordinaires fermées, s'en était ouverte une nouvelle, et que les canaux de mortalité n'avaient fait que changer de direction, sans éprouver de variation notable. L'observation du médecin écossais a été répétée à Pavie, où tous les enfans sont vaccinés, parce que cette pratique est obligatoire dans l'ancien royaume d'Italie. On y a vu que la mortalité des enfans avait diminué légèrement dans l'intérieur de la ville, tandis qu'elle avait sensiblement augmenté dans les faubourgs; ce qui s'explique très-bien par le degré différent d'aisance dont jouissent les habitans de ces deux parties de la même ville (2).

---

(1) *Treatise on the History, Nature and Treatment of Chincough. Glascow*, 1814. in-8°.

(2) Watt avait fait la même observation à Glascow, où la mortalité des enfans au-dessous de dix ans est à la mortalité totale dans le rapport de 46 à 100 dans l'intérieur de la ville, et dans le rapport de 60 à 100 dans les faubourgs; il ajoute formellement que, pour les enfans de

Quand la population est si nombreuse qu'un grand nombre d'individus éprouvent de la peine à subsister, il existe donc une mortalité requise par cet état même, et qui se fera jour d'une manière ou d'autre, par une maladie nouvelle au besoin, si la maladie qui décidait auparavant la mortalité a cessé d'exister. C'est ce que sentirent très-bien les Chinois, que l'habitude d'obéir sans contrainte à l'instinct reproducteur met dans une position si différente de la nôtre : « Ils reçurent avec horreur, » dit Anderson (1), la nouvelle de la possi- » bilité d'anéantir la petite-vérole, en s'écriant » qu'ils ne désiraient point être privés d'une » maladie qui leur était absolument nécessaire » pour leur éviter la pénible tâche d'exposer » leurs enfans à être dévorés par les bêtes » féroces.» Dans les Etats-Unis, au contraire,

---

cet âge, la mortalité est la même que celle qui avait lieu avant la découverte de la vaccine : *It as been proved, that as great a proportion die under ten years of age as ever.* A Pavie, suivant les relevés donnés par Rusconi, la mortalité des enfans de l'âge ci-dessus était, dans le faubourg humide et très-populeux du Tésin, comme 58,75 à 100 avant la vaccination, et depuis comme 60,73 à 100. Dans la ville, au contraire, la mortalité, qui, dans l'état variolique, était dans le rapport de 41,43 à 100, ne se trouve plus que dans celui de 30,67 au même nombre.

(1) *Biblioth. Brit. Sc. et Arts*. xxx. 85.

où les hommes manqueront encore pendant long-temps à la terre, la vaccine aura toute l'influence qu'elle peut obtenir dans leur multiplication; car, si l'on pouvait soustraire tous les obstacles qui s'y opposent en France, il en résulterait, d'après les calculs de M. Duvillard, que la population actuelle du royaume étant, suivant la loi de la mortalité, de 28,763,192, la vaccination complète de tous les enfans au berceau élèverait cette population, dans une période de cent trente-cinq ans, à 48,350,008; ce qui donnerait une augmentation de 19,587,008.

Mais, avec tous les obstacles qui s'opposent, dans l'état actuel, à l'accroissement de la population, le nombre des naissances ne peut croître qu'en raison de celui des décès, et si l'on observait un gain quelconque dans les naissances, serait-il raisonnable de l'attribuer à la vaccine plutôt qu'à tant d'autres causes qui y ont également concouru? Ne devrions-nous même pas désirer que la vaccine diminuât le nombre des naissances au lieu de l'accroître (1)? On évi-

(1) Ainsi qu'il est arrivé en Suisse, où, depuis 1620, le nombre des naissances diminue sensiblement, quoique la prospérité du pays augmente en raison d'une mortalité moindre chez les hommes faits, et de l'accroissement de la vie moyenne qui en est la conséquence; ce qui résulte d'une plus grande salubrité, d'un plus grand degré d'aisance, etc.

terait du moins alors cette quantité de consommations opérées par les enfans qui ont à mourir en bas âge avant d'avoir rien fait; consommations qui devant être sans produits subséquens, ont lieu en pure perte, et tournent même au détriment général de la société.

Le gain réel qui résulte pour la population de la découverte de la vaccine ne peut donc se trouver que dans les changemens que l'emploi de cette pratique peut décider dans l'économie politique des nations, changemens qui sont incontestables; car, suivant l'heureuse expression de M. Say, « chaque homme adulte » étant un capital accumulé qui représente » toutes les avances faites pour le mettre au » point où il est, » il faut admettre que ce capital qui se compose d'épargnes annuelles, augmente ou diminue à mesure que l'on s'éloigne ou qu'on se rapproche de l'époque de la naissance. Il résulte de là que la perte d'un enfant qui vient de naître est à peine sensible (1), tandis que la mort d'un homme qui a atteint l'âge de seize ans détruit à la fois le

(1) En cas de mort du nouveau-né, le travail que les femmes enceintes et accouchées eussent produit sans leur grossesse et leurs couches, les frais des maladies de la grossesse et de l'accouchement, l'épuisement des mères, demeurent toujours des pertes réelles.

capital accumulé sur sa tête, et la rente que ce capital était près de produire. La vaccine, en conservant les individus au-dessus de seize ans qui, parvenus à cet âge, auraient eu, dans l'état naturel, à mourir de la petite-vérole, prévient ainsi la ruine d'un immense capital, qui, s'il est mis en valeur, peut être évalué à un bénéfice de 12 ½ pour cent en faveur de la population. La mise en valeur de ce capital suppose la production d'une quantité de travail égale à la quantité de vie produite par la vaccine; ce qui multiplierait les moyens d'existence résultant de ce travail dans le même rapport que l'accroissement de leurs consommateurs (1). Il faut encore ajouter à ces produits les résultats du travail de tous les individus qui survivaient auparavant à la petite-vérole après avoir perdu des organes précieux dont la vaccine leur conserve désormais l'u-

(1) La *vie moyenne* étant, dans l'état naturel ou variolique, de 28,763 années, est portée dans l'état non-variolique à 32,256 années, suivant M. Duvillard; ce qui donnerait pour chaque individu une augmentation de 3,493 années de vie, si l'accroissement des moyens d'existence avait lieu dans le même rapport. La *probabilité de vie*, ou la probabilité d'atteindre tel ou tel âge, se trouve également augmentée de neuf années par la vaccine, puisque cette probabilité est de 20,375 années dans l'état naturel, et de 29,623 années dans l'état non-variolique.

sage. Car je ne parle point ici de toutes les alarmes qui abrégeaient la vie des pères et des mères dans l'inquiétude continuelle où ils se trouvaient sur le sort de leurs enfans, ni de la crainte que les femmes éprouvaient sans cesse de voir défigurer les plus belles de leurs formes par de hideuses cicatrices; ces alarmes et ces craintes, que la pratique de la vaccine bannit sans retour, ne rentrent que d'une manière incidente dans le sujet qui nous occupe.

La guerre, que beaucoup de gens regardent encore comme un grand obstacle à la population, n'agit réellement comme tel que chez les peuples sauvages, pour qui la guerre est moins un moyen de conquérir qu'un moyen d'exterminer. Mais, chez les nations civilisées, la guerre n'exerce réellement aucune influence sur la population totale, tant que ces nations ne combattent qu'avec l'excédant de cette même population, et que l'industrie subsiste. Cette question sort de mon sujet; il m'importe seulement de vous faire remarquer les résultats funestes de ces grandes accumulations d'hommes qui, toutes les fois qu'elles se rencontrent, produisent des maladies contagieuses plus meurtrières que la peste et moins faciles à prévenir; maladies qui anéantiraient les armées les plus redoutables et précipiteraient la chute des empires les plus florissans, sans les mesures salutaires que les médecins prescrivent dans ces circonstances. Je ne veux pas rappeler qu'alors, au milieu du carnage et des excès de tout genre, ils sont les seuls à remplir un ministère de paix et d'humanité; je tairai les hommages qui leur seraient dus par la bravoure triomphante, pour ne parler que du service qu'ils rendent à la patrie en lui conservant les plus anciens et les plus utiles de ses défenseurs. Je ne cite, comme directement de mon objet, que le bonheur de concourir alors avec ces derniers à la conservation de l'indépendance nationale, dont la perte entraîne inévitablement le découragement de l'agriculture, la ruine de toute industrie, la misère et la dépopulation.

Les résultats de l'exercice de la médecine clinique au milieu de nos campagnes et de nos cités ne pouvant pas être observés sur d'aussi grandes masses, sont par là même moins évidens. Nous savons, par les relations des missionnaires, que les indigènes de l'Amérique sont sujets à beaucoup de maladies, et qu'étant privés de tout secours, ils succombent en grand nombre. Robertson pense que la vie est plus courte chez les peuples sauvages que chez les peuples civilisés, et le P. Fauque, qui avait beaucoup vécu parmi eux, dit que, dans ses voyages, il a découvert à peine un vieillard. Raynal s'exprime à-peu-près de la même manière sur les sauvages du Canada; observation que Cook et la Peyrouse ont encore confirmée à la côte nord-ouest de l'Amérique. On sait d'ailleurs avec quelle facilité la contagion exerce ses ravages lorsqu'elle rencontre, comme chez les peuplades sauvages, tant de causes capables de la favoriser, et qu'on ne lui oppose aucune résistance. Mungo Park a vu que la longévité était très-rare chez les nègres ; Bruce dit la même chose des Abyssiniens ; et quoique ce résultat puisse ne pas dépendre en entier du défaut de l'art de prévenir et de l'art de guérir les maladies, on ne peut se dissimuler néanmoins que cette cause n'entre pour une grande part dans l'effet obtenu (1).

Quand on parviendrait à établir, ce qui est facile, que la vie moyenne et que la probabi-

---

(1) C'est à faire vivre les hommes plus long-temps, et non pas à augmenter leur nombre, que la médecine est employée; car l'emploi de cette science peut changer les causes de la mortalité sans que celle-ci diminue. Mais ce serait déjà rendre un assez grand service que de remplacer les maladies de la jeunesse par celles de l'âge mûr et de la vieillesse, et d'acquérir ainsi au corps social les produits industriels de tant d'hommes que les maladies eussent moissonnés en bas âge, si la médecine n'avait employé pour les prévenir ou les guérir les moyens dont elle dispose.

lité de vie sont infiniment plus grandes chez les peuples civilisés que chez les peuples sauvages, on ne saurait point encore dans quel rapport les progrès de la médecine pratique ont concouru à ce résultat. Nous n'avons point essayé d'abandonner aux seules ressources de la nature un nombre considérable de malades se trouvant, autant que possible, dans les mêmes circonstances qu'un nombre pareil pour lequel on emploierait des moyens artificiels de guérison. Cette expérience n'est guère possible, ne serait même guère permise. Mais on arriverait à des données plus précises avec des tables de mortalité dans lesquelles on spécifierait exactement la maladie qui a donné la mort, et la méthode de traitement employée. Alors seulement on pourrait se former une idée complète de la marche progressive ou décroissante de telle ou de telle maladie, de ses divers degrés de mortalité suivant les circonstances données, ainsi que de l'efficacité des traitemens divers employés à la combattre. Or, de pareilles tables de mortalité n'existent nulle part, ou existent depuis trop peu de temps pour en pouvoir conclure quelque chose de rigoureux. Celles que nous possédons sont incomplètes, et elles indiquent seulement l'âge, l'époque de l'année, les pays dans lesquels la mortalité est la plus grande : ce qui suffit pour prouver qu'il y a à cet égard une grande différence à établir en faveur des contrées dans lesquelles les secours de la médecine sont fournis en abondance et avec les connaissances requises.

L'action particulière de chacune des causes de dépopulation dont il a été précédemment parlé, l'influence des moyens par lesquels chacune de ces causes peut être combattue, seraient appréciées avec le secours des mêmes tables. Mais dans l'état présent, c'est encore beaucoup d'avoir pu, avec les registres actuels de décès et de naissances, arriver à ce résultat général : *que la vie des hommes, jusques à l'âge de quarante ans, a été beaucoup plus assurée dans le dix-huitième siècle que dans le dix-septième, et que la vie moyenne a également augmenté à la même époque dans un rapport assez grand* (1). De là je tire cette conclusion, qui me paraît rigoureuse : c'est que les causes les

(1) Cette conclusion peut être regardée comme générale d'après l'analogie de ce qu'on voit à Genève, où l'on possède des registres exacts de l'état civil depuis l'année 1561. M. Odier a trouvé que, dans cette ville, la vie moyenne avait été, pour l'enfant nouveau-né, de 18,511 années dans le XVIe siècle, de 23,358 années dans le XVIIe, de 32,295 années dans le milieu du XVIIIe : la vaccination ne donne pas aujourd'hui une somme plus grande que cette dernière ; mais il ne faut pas oublier que, dans une petite

plus actives de dépopulation étant efficacement combattues par les secours de la médecine, l'augmentation observée dans la vie moyenne de l'homme est un résultat du bon emploi de cette science, et que cette même augmentation de la vie moyenne multipliant nécessairement les produits de toute espèce d'industrie, et conséquemment les moyens d'existence, exerce une action réelle sur l'accroissement de la population générale.

Le célèbre amiral Anson raconte que l'île de Juan Fernandez n'était, à l'époque de sa découverte, qu'une solitude affreuse au milieu des sites les plus agréables et de la végétation la plus riche. Le navigateur qui y était abordé le premier y avait déposé un bouc et une chèvre qui multiplièrent à tel point, qu'en peu d'années les pâturages des plus fertiles vallées furent dévastés et ne fournirent plus qu'une nourriture peu substantielle et insuf-

---

ville telle que Genève, toutes les pratiques sanitaires sont suivies avec un ardent patriotisme, et que cette ville a été d'ailleurs depuis la réformation un foyer constant de lumières. On aurait encore des résultats plus sensibles si l'on avait à comparer les registres de pays dans lesquels la médecine est inconnue, avec les registres des contrées où elle est exercée par des ignorans, et les registres des lieux où les progrès de cet art sont au niveau du progrès des sciences et des arts de la civilisation.

fisante. Alors toutes les horreurs de la disette se firent sentir; les animaux les plus faibles furent privés de nourriture; les animaux les plus forts ne l'obtinrent qu'en petite quantité; des maladies vinrent augmenter les ravages de la famine, et un grand nombre de chèvres durent périr pour rétablir l'abondance. A d'autres époques, l'arrivée d'un vaisseau qui avait besoin de vivres enlevait l'excédant de la population, et prévenait ainsi la misère qui eût été le résultat nécessaire de cette circonstance. Ainsi la destruction de chèvres, qu'opéraient périodiquement les maladies ou les approvisionnemens des navires, rétablissait momentanément l'équilibre entre la population et la subsistance; ainsi le malheur particulier de quelques-uns de ces animaux contribuait au bien général de ceux qui avaient échappé à la faim, aux maladies et aux mains des matelots.

Jusque là les chèvres de Juan Fernandez n'avaient trouvé d'obstacles à leur multiplication que dans leur propre fécondité. Un chien et une chienne furent introduits dans l'île, et produisirent bientôt une postérité assez nombreuse pour livrer une guerre cruelle aux premiers habitans. La race de ces derniers diminua rapidement; les plus forts et les plus agiles se retirèrent dans des lieux inaccessibles d'où la faim seule put les faire descendre de temps en temps. Dans ces voyages, les chèvres les plus faibles et les moins prudentes continuèrent à être la proie des chiens, et ceux-ci ne parvinrent à s'en emparer qu'à force d'adresse et d'agilité. Il s'établit par là un nouveau genre d'équilibre entre deux espèces destinées à devenir la pâture l'une de l'autre; dans toutes les deux, les individus les plus faibles payèrent nécessairement le tribut; dans toutes les deux, les individus les plus forts et les plus actifs purent seuls obtenir des moyens d'existence.

Cette histoire des chèvres et des chiens de Juan Fernandez serait à peu de chose près celle de la société humaine, si l'homme n'éprouvait d'autres besoins que celui de se nourrir; mais pour lui, comme pour tous les autres animaux, la population n'a d'autres limites que celle des moyens d'existence (1); et Franklin a eu raison de dire que si les nations disparaissaient de dessus la terre et qu'il n'en restât qu'une seule, cette nation repeuplerait le

(1) Je dis *moyens d'existence*, pour éviter le reproche fait si souvent à Malthus d'avoir regardé les *moyens de subsistance* comme seule limite de la population. Il me paraît cependant que ces deux expressions pourraient être employées assez indifféremment l'une pour l'autre; car, après tout, c'est la subsistance qui est la mesure générale

globe en peu de siècles. On peut même calculer l'époque à laquelle cet événement aurait lieu, en connaissant la raison dans laquelle le principe de population peut agir, et en faisant entrer aussi dans le calcul tous les obstacles qui arrêtent ou qui modifient l'action de ce principe.

Nous avons déjà fait entrevoir en commençant ce discours que la tendance à la reproduction qui forme le principe de population peut être entravée par le défaut des moyens d'existence; c'est dire en d'autres termes que ces moyens et la population ne s'accroissent pas dans le même rapport; ce qu'il est cependant essentiel de connaître pour se former une idée exacte du malheur attaché à l'existence d'une trop grande quantité d'hommes, et pour savoir recourir aux modes les plus convenables d'y remédier.

Le fait le plus ancien qui puisse être cité sur l'accroissement progressif de la population est celui des Israélites qui, étant entrés en Egypte au nombre de 70, en sortirent, quatre siècles

---

de toute production et le premier de tous les produits, parce que le besoin de nourriture est le plus impérieux de tous; l'aisance n'arrive dans les villes que par l'industrie agricole; sans l'industrie manufacturière des villes, les campagnes n'atteindraient jamais le *maximum* de leur production.

après, au nombre de 603,550 hommes de vingt ans et au-dessus, en état de porter les armes, sans compter même les Lévites. Feijoo rapporte qu'un homme et quatre femmes ayant échappé à un naufrage, en 1590, abordèrent à l'île des Pins, près Madagascar, et que, y ayant trouvé une grande quantité d'excellens fruits, ils multiplièrent tellement qu'ils étaient environ 12,000 lorsque les Hollandais les découvrirent. A des époques plus rapprochées de nous, on voit que, depuis environ 150 ans, la population de l'Amérique septentrionale double tous les quinze ans dans l'intérieur des terres, et tous les vingt-cinq ans seulement sur les côtes et dans les états du Nord. Adam Smith a calculé, au contraire, que le nombre des habitans de l'Europe moderne ne pouvait doubler que tous les cinq cents ans. Malgré l'exagération que peuvent offrir quelques-uns de ces faits, on est forcé néanmoins d'en conclure que la raison de la différence qu'ils présentent tient à la facilité ou à la difficulté de produire des moyens d'existence proportionnels à l'accroissement de la population.

Concevrait-on, en effet, que l'habitant de la Nouvelle-Hollande, réduit à chercher sa nourriture sur le sommet d'arbres élevés qu'il ne parvient à atteindre qu'en pratiquant dans le tronc de ces arbres, avec une hache de pierre, des entailles où il loge successivement ses pieds; concevrait-on, dis-je, que ce sauvage puisse nourrir une famille avec la même facilité que l'habitant des rives du Wolga ou de l'Ohio, qui cultive un sol où les siècles ont accumulé la terre végétale jusqu'à une profondeur de vingt ou de trente pieds?

Tous les faits observés, soit dans les tribus des peuples chasseurs ou nomades, soit dans les sociétés des peuples les plus civilisés, montrent par-tout que l'accroissement de la population serait indéfini sans les obstacles qui la limitent. Nous admettons, avec Malthus, l'accroissement le moins rapide, et nous dirons que la population pouvant doubler tous les vingt-cinq ans, croîtrait ainsi, de période en période, dans une progression géométrique, si les moyens d'existence pouvaient augmenter dans le même rapport.

Mais la mesure de l'accroissement de ces moyens, et des subsistances surtout, qui sont comme la mesure de tous les autres, est bien différente de celle de la population. Dans l'intérieur des Etats-Unis, des terrains vastes et fertiles n'attendent que la main de l'homme pour être mis en pleine valeur; sur les côtes de ces Etats, le marché le plus étendu est offert aux produits de l'agriculture, et encourage ainsi une production nouvelle. Lors, au contraire, que toute la terre est occupée, l'augmentation de ces produits ne peut dépendre que de l'amélioration des terrains déjà cultivés. Or, en supposant même que ces améliorations soient susceptibles d'une augmentation indéfinie, il est impossible de penser qu'elles suivent la même progression que la population, dont chaque accroissement devient une cause active d'accroissement nouveau. Admettons même que les produits de l'agriculture puissent doubler dans une période égale à celle que nous avons adoptée pour la population, il reste absolument impossible que la même progression se montre dans les périodes suivantes ; car l'accroissement des produits de l'agriculture n'est pas, comme dans la population, une cause active d'accroissement nouveau, et lors même qu'on accorderait que chaque période de vingt-cinq ans peut ajouter une quantite égale aux produits actuels (ce qui est hors de réalité et au-dessus des efforts de l'industrie humaine), il s'ensuivrait que les moyens de subsistance n'augmenteraient jamais que selon une progression arithmétique (1).

(1) Ce rapport inégal de l'accroissement dans la subsistance et dans celui des hommes, rapport qui forme l'une des bases de la théorie de Malthus, a été vivement attaqué. Un de ses adversaires les plus récens, M. Simonde de Sis-

La conséquence inévitable de ces deux lois inégales d'accroissement est assez frappante; car, si la population augmente comme les nombres 1, 2, 4, 8, et la subsistance seulement comme les nombres 1, 2, 3, 4, il est bien évident qu'au bout de quatre périodes, chacune de vingt-cinq ans, ou après un siècle, la moitié totale des hommes serait privée d'alimens.

Faut-il donc, pour établir l'équilibre nécessaire entre le nombre des hommes et la quantité de nourriture qu'ils doivent consommer, que, comme à Juan Fernandez, des maladies viennent moissonner périodiquement les in-

---

mondi, objecte au philosophe anglais, que la multiplication des végétaux employés à la nourriture de l'homme suit une progression géométrique bien plus rapide que celle qui règle la multiplication de l'espèce humaine; car un grain de blé, qui produit vingt autres grains la première année, se multiplie par 400 à la seconde, par 8,000 à la troisième, par 160,000 à la quatrième. Assurément Malthus n'a point ignoré un fait aussi connu; il a même dit qu'une quantité infinie de germes végétaux était destinée à l'avortement, et que cet avortement avait lieu faute d'espace. Comme cet espace n'augmente pas au pouvoir de l'homme, il y supplée par la plus grande fertilité que son travail donne au terrain cultivé, dont la faculté productive n'est pas indéfinie, et ne croît, ainsi que l'expérience le démontre, que dans un rapport à peine égal à celui qui est indiqué par Malthus.

dividus qui ne peuvent pas être nourris? Doit-on regarder comme inévitable le renouvellement périodique de ces guerres meurtrières qui, après avoir enlevé l'élite d'une génération, étendent encore leur influence funeste sur les générations suivantes? Serions-nous réduits à avouer comme nécessaires les mœurs de ces peuplades féroces qui ne combattent que pour se dévorer réciproquement? Aurions-nous recours à ces lois immorales qui bornèrent la population chez les peuples anciens? Imiterions-nous la barbarie de ce peuple qui nous vante son antique civilisation, et les rives de tous nos fleuves devraient-elles faire entendre journellement, comme en Chine, les vagissemens de tant d'innocentes créatures que la misère a précipitées dans les eaux?

Heureusement que de telles conséquences, qui sont le résultat nécessaire d'une obéissance aveugle à l'instinct reproducteur, sont rarement à craindre pour notre espèce! L'homme civilisé n'attend pas, comme la brute, que la destruction rétablisse l'équilibre voulu entre la population et la subsistance. Il prévient un accroissement surabondant, et s'il est assez maître de ses passions et de sa liberté pour n'obéir qu'à son intelligence, il ne donnera point le jour à des êtres dont il n'aura pas assuré d'avance les moyens d'exister (1). Envain le Koran aura fait un devoir de la procréation, et promis des paradis sans nombre aux chefs d'une postérité nombreuse; les Arabes continueront à former, comme au temps de Mo-

---

(1) De ce que Malthus se sert du mot *alimens* au lieu de *moyens de subsistance* (expression que je trouve plus exacte), M. Simonde de Sismondi en a conclu que la subsistance ne manquant point à la classe la plus élevée de la société, cette classe devrait multiplier à l'infini, tandis qu'on voit, au contraire, les anciennes familles s'éteindre. Ainsi, dit M. Sismondi, les Montmorency n'ayant jamais manqué de pain, leur nombre, suivant la théorie de Malthus, aurait dû doubler tous les vingt-cinq ans; d'où il résulterait qu'en supposant le premier Montmorency vivant en l'an 1000, et la famille croissant en progression géométrique, nous aurions eu en l'an 1800 une nation de 2,147,475,648 Montmorencys. Mais c'est précisément parce que Malthus a vu, tout aussi bien que M. Sismondi, qu'un seul Montmorency pouvait suffire à peupler le monde, qu'il a insisté si fortement et si souvent sur l'action de cet obstacle particulier à la population auquel il a donné le nom de *contrainte morale;* obstacle qui agit encore avec plus d'énergie dans les castes élevées qui veulent assurer à leurs descendans le rang qu'elles occupent et les besoins de luxe dont elles jouissent, que dans les familles pauvres, qui ne sont arrêtées dans la multiplication de leurs enfans que par la crainte de les voir mourir de faim. Dans les îles de la Société, dit Malthus d'après Cook, l'infanticide et la prostitution remplacent la contrainte morale chez les Earées ou nobles du pays.

hammed, des tribus faibles et éparses pour lesquelles rien ne sera changé si les moyens de subsistance sont demeurés les mêmes. Ajoutons aussi que, dans le cas où l'intérêt particulier n'aurait pas corrigé la loi absurde du Prophète, la misère et le malheur auront augmenté dans ces mêmes tribus, et la soif du brigandage y sera devenue plus forte en raison de l'augmentation de leurs membres et de la multiplicité de leurs besoins.

Ces besoins se font sentir plus impérieusement encore chez les peuples cultivateurs, qui n'ont point, comme les nomades, la faculté de consommer, en cas de nécessité, la masse entière des troupeaux qui forment leur capital, et de se transporter ensuite avec le peu d'animaux qui leur restent sur des pâturages plus riches ou moins épuisés. Les nations agricoles ont, à la vérité, l'avantage de créer presque indéfiniment des moyens d'industrie qui augmentent la nourriture, et de présenter ainsi une grande population sans que cette population soit en excès. Mais alors celle-ci touche toujours de bien près à la limite qu'elle ne peut outre-passer sans danger. Quelques années d'abondance en imposent facilement sur la quantité moyenne de subsistance produite; la production des hommes se trouve quelquefois encouragée; celle des subsistances est en même temps entravée, soit par les fausses mesures des gouvernemens, soit par les fausses spéculations des particuliers. En un mot, tant de circonstances peuvent mettre en défaut la prévoyance des uns et des autres, qu'au moment même où l'on y songe le moins, la population a franchi les bornes qui lui étaient imposées. Cet événement s'annonce d'abord par l'indigence de la classe laborieuse, qui, privée de travail, n'a bientôt plus de ressources que dans la mendicité; et ce fléau, qui mine tous les peuples modernes, qui menace tous leurs gouvernemens, amène rapidement à sa suite le crime, la famine et toutes les maladies qu'engendre la misère.

Quand je parle de crimes, je n'entends pas désigner ceux qui, lésant la propriété, attaquent l'état social dans son principe même. J'ai tâché ailleurs (1) de faire sentir ce que le médecin peut entreprendre vis-à-vis de ces coupables qui semblent irrésistiblement entraînés par les inclinations les plus perverses; j'ai aussi dit de quelle manière la peine réparatrice pouvait être infligée sans compromettre l'existence du membre que la justice et la prudence retranchent momentanément du corps social. Maintenant il ne doit être ques-

(1) Cours de Médecine légale.

tion que de ces moyens atroces par lesquels les législateurs anciens crurent devoir conserver leur système de bonheur et d'égalité républicaine; moyens que la difficulté d'élever un grand nombre d'enfans a fait adopter par quelques peuplades de l'Amérique, et que la détresse et l'imprévoyance conservent encore dans les Etats les plus vastes et les plus populeux de l'Asie.

C'est, je pense, avoir désigné suffisamment l'infanticide, coutume barbare que Solon sanctionna par des lois, pour maintenir un rapport constant entre les alimens et leurs consommateurs! Forfait exécrable, que Platon osa conseiller pour assurer le bonheur des 5040 citoyens qui devaient seuls composer sa république imaginaire! Ressource sacrilége, qu'Aristote crut inévitable pour prévenir la misère attachée à la procréation d'un nombre illimité d'enfans et conserver ainsi l'égalité des classes fortunées! De nos jours, dans la province de Bénarès, la loi force encore les mères à étouffer leurs filles au berceau pour éviter la grande dépense qu'exigerait leur mariage. En Chine, ce nœud, qui est considéré comme un devoir sacré pour tous les hommes, en produit une plus grande quantité que ne peut en nourrir la terre. La multiplicité des mariages, le partage inégal des successions, retiennent tous les Chinois dans un état voisin de la pauvreté. Pour tous ceux qui connaissent la Chine, dit Amiot, il n'est pas étonnant que la misère porte aux plus terribles excès; deux mille enfans sont exposés annuellement dans les rues de Pékin, et quand des années de disette surviennent, les mères se font un devoir de détruire le fruit de leur sein. Cependant il ne faudrait pas croire pour cela que la tendresse maternelle fût éteinte à la Chine; l'infanticide n'est pratiqué que dans la plus impérieuse nécessité. Mais à la Chine, plus que par-tout ailleurs, la loi civile et religieuse fait un devoir de la reproduction; et le Chinois n'a point assez de liberté pour en prévoir, ni assez de vertu pour en éviter les conséquences funestes.

Les sociétés européennes qui punissent l'infanticide comme un crime atroce, ont sagement noté d'infamie ce vice dégoûtant que la barbarie et la corruption des mœurs encouragèrent pour prévenir l'accroissement trop rapide de la population chez les Spartiates et chez les Romains. On parvient au même résultat par la pratique de cette vertu que le christianisme encourage, et dont la politique n'a pas toujours reconnu les avantages pour un état de civilisation avancée. A cette époque, le célibat est devenu indispensable, soit par les progrès croissans du luxe, soit par l'excès de population, soit même par le besoin d'une profession qui s'occupe uniquement de protéger et de défendre chaque société particulière. D'un autre côté, le célibat qui n'est pas suivi de l'observation rigide de la chasteté amène inévitablement la séduction du sexe le plus faible, et introduit des habitudes vicieuses, nécessaires peut-être à la sûreté des mariages. Il résulte de là qu'un grand nombre d'enfans, désavoués par la tendresse des pères et rejetés du sein maternel par la honte d'avoir enfanté, sont exposés à périr de besoin, pour ne rien dire de plus. Ces enfans provenus de liaisons illicites ne sont pas les seuls menacés; la misère a souvent forcé d'abandonner les fruits d'une union légitime; et la société, pour arrêter la destruction de ces innocentes créatures, s'est vu obligée de s'en charger elle-même, en établissant les hospices d'enfans-trouvés.

Je n'examinerai pas maintenant si ces hospices, qui devaient prévenir l'infanticide en donnant asyle aux enfans du malheur et de la débauche, n'ont pas contribué à bannir la pudeur, à décrier le mariage, à changer sa fécondité en un fléau, à faire regarder le soin et l'éducation des enfans comme un fardeau auquel on peut se soustraire sans honte, à anéantir, en un mot, toutes les vertus qui se rapportent à la multiplication et à la conservation de l'espèce humaine. Je ne demanderai point si la perte de toutes ces vertus n'est pas trop chèrement achetée par l'avantage d'avoir à punir un nombre moindre d'infanticides. Mais il reste toujours évident que l'établissement des hospices d'enfans-trouvés a encouragé la licence des mœurs; affaibli, par la diminution des mariages et par la facilité d'en abandonner les produits, le principal moyen de soutenir la population; multiplié, en un mot, d'une manière effrayante le nombre des enfans abandonnés : malheur d'autant plus grand que ces enfans se trouvent, en majeure partie, condamnés à la mort, pour ainsi dire, avant que de naître. Telle est, en effet, la mortalité qui s'établit dans les lieux destinés à recevoir ces infortunés, que les hospices d'enfans-trouvés, conséquence malheureuse de l'excès de population, deviennent à leur tour une cause active de destruction. Cette cause est tellement énergique, qu'un gouvernement indifférent sur les moyens de contenir la population dans ses limites naturelles, aurait un moyen sûr d'y arriver en multipliant ces établissemens, de manière à pouvoir admettre sans distinction tous ceux qui y seraient présentés.

Comme les questions de ce genre ne sont point dans les attributions du médecin, j'admets provisoirement que, dans l'état actuel de nos sociétés, la suppression des hospices d'enfans-trouvés est impossible. Il restera dès-lors à chercher les moyens de les rendre moins onéreux à la population ; il faudra en écarter les maladies contagieuses qui y font ordinairement tant de ravages ; il faudra trouver les moyens d'y entretenir une température douce, de manière cependant à ce que l'air y soit fréquemment renouvelé ; il faudra y multiplier les moyens de subsistance, en trouver une qui soit à la fois saine, peu coûteuse, et facile à obtenir en assez grande abondance pour suppléer le lait maternel. Toutes ces indications seront remplies par la médecine, qui ne remplacera jamais, néanmoins, auprès d'un enfant, le cœur de sa mère. Nous pourrons rendre plus salubre la demeure de ces petits infortunés, prévenir les dangers qui résultent de leur accumulation, établir autour d'eux une grande propreté, proportionner à leurs forces l'exercice qu'ils peuvent prendre, les préserver des inconvéniens d'une vie sédentaire ; mais ces soins affectueux que les enfans exigent à un âge où leur faiblesse ne permet pas qu'on puisse les abandonner un instant, pourrons-nous les suppléer? Mais cette tendresse qui surmonte les peines inséparables de l'éducation des enfans en bas âge, nos connaissances en tiendront-elles lieu? et la voix du devoir se fera-t-elle entendre quand on aura imposé silence à celle de la nature?

Le signe le plus certain d'un excès dans la population est la disette ou la rareté permanente des vivres, tout comme le seul signe vrai d'un accroissement réel dans le nombre des hommes est l'accroissement des subsistances. Cette rareté des vivres prend le nom de *famine* lorsqu'elle est poussée à l'extrême; elle forme un des plus grands maux attachés à l'excès de population; mal inhérent à tous les peuples qui ne cultivent que la quantité de grains qui leur est strictement nécessaire, et qui voient ainsi renaître la famine chaque fois que les intempéries des saisons ont détruit ou diminué considérablement les récoltes. Ces disettes ont toujours été suivies des maladies les plus désastreuses, et ont diminué quelquefois la population en une seule année plus que l'excédant des naissances sur les morts ne pourrait l'augmenter en quatre années successives. Ainsi la Saxe vit, en 1772, périr à la suite d'une disette près de 66,000 habitans, tandis que l'excédant des naissances sur les décès, pendant une période de vingt années prise à la même époque, n'avait été que de 17,000 individus, année moyenne. Au Mexique, les maïs furent gelés dans la nuit du 28 août 1784; la disette et les maladies putrides qui en furent la conséquence détruisirent plus de 300,000 habitans (1).

Nous avons presque encore sous les yeux les ravages que le typhus pétéchial a exercés dans la haute Italie, à la suite de la disette de 1816. Ce typhus avait déjà maltraité cruellement, en 1798, la malheureuse ville de Gènes, pendant ce siége mémorable où la valeur

---

(1) Lorsque le prix des grains est élevé, ce prix multiplie nécessairement la demande du travail et encourage ainsi l'agriculture; ce qui forme une des raisons principales de la succession des années d'abondance aux années de disette. Mais pendant ces dernières, la misère n'en exerce pas moins toute son action sur les familles pauvres, dont les alimens sont alors de mauvaise qualité ou en quantité trop petite. On devrait donc trouver des rapports constans entre la mortalité et le prix des denrées de première nécessité. M. J. B. Say, dont il faut citer le nom chaque fois qu'il s'agit d'une idée exacte en économie politique, a publié, tom. II, pag. 186 de la 4e édition de son *Traité d'Economie politique*, un tableau proportionnel des décès et de la disette des grains en Angleterre; tableau qui est une preuve de ce que je viens d'avancer; on pourrait en vérifier les résultats dans toutes les villes manufacturières. La population de la Suède montre depuis long-temps l'influence de toutes les variations de disette et d'abondance; Wargentin a vu par les registres que les naissances, les mariages et les morts croissent et décroissent selon la nature des récoltes de grains.

française triompha à la fois, et d'une armée si supérieure en nombre, et des privations les plus cruelles. Nous avons vu le typhus régner aussi dans celles de nos provinces qui ont eu le plus à souffrir, et des invasions étrangères, et des calamités de l'année 1816. A cette époque des villages entiers en Champagne, en Bourgogne, en Dauphiné, se trouvèrent presque entièrement abandonnés; leurs infortunés habitans erraient sur les routes avec l'aspect de la plus effrayante misère; ils employaient à leur nourriture des plantes sauvages dont l'âcreté offense le palais des animaux les moins délicats.

Heureusement que le concours de plusieurs causes est aujourd'hui nécessaire pour amener de semblables malheurs, et que ces causes peuvent rarement se trouver réunies. L'industrie des peuples civilisés éloigne les famines si communes chez les peuples insoucians de l'Orient, si fréquentes en Europe sous le régime féodal, et presque habituelles dans les îles de la mer du Sud, dont les habitans, soumis à la fois au despotisme d'une caste privilégiée et à l'influence apathique de la zone torride, conservent, au milieu de la nature la plus riche, l'affreuse coutume de l'anthropophagie.

L'un des principaux bienfaits de la civilisation est d'éloigner le retour de ces circonstances calamiteuses. L'industrie des peuples civilisés produit dans les années ordinaires une masse de subsistance supérieure aux besoins; et cette subsistance, employée soit à la nourriture des animaux, soit à satisfaire des besoins de luxe, tourne ensuite à l'usage de l'homme dans les années de disette. Alors le médecin cherche des moyens de subsistance nouveaux; il active la faculté nutritive des moyens connus, et en économise ainsi l'emploi. Déjà la médecine a accru la subsistance produite, par l'accroissement qu'elle a donné à la vie moyenne; accroissement qui, en prolongeant la vie des hommes laborieux, multiplie nécessairement le travail, source de la subsistance. Elle se chargera en outre de surveiller et d'administrer les secours gratuits qu'exige la situation des malades indigens; et c'est ainsi que, dans les maux provenant de l'excès de population, cette science trouvera encore des sources précieuses d'application. Développer dans les substances alimentaires connues toute leur faculté nutritive, indiquer de nouvelles sources de nourriture, trouver le moyen de soutenir la santé et la vie avec la plus petite quantité possible d'alimens solides, forment un point essentiel des travaux du médecin aux époques de disette.

Les maladies que la disette décide ne peuvent pas toutes être prévenues ; alors une grande partie de la population souffre nécessairement par la hausse des denrées, par la baisse des salaires, et se précipite dans ces asyles que la bienfaisance des gouvernemens ou des particuliers réservait dans les temps ordinaires aux malades sans famille, aux vieillards invalides, et aux enfans orphelins. Alors aussi, sans les soins que le médecin met à entretenir la salubrité dans ces asyles du malheur, ceux-ci deviendraient les foyers les plus actifs d'une horrible contagion. Entre les mains d'une administration intelligente, ils seront, au contraire, un moyen de conserver une population qui, devenue momentanément trop nombreuse par la pénurie des subsistances, périrait inévitablement sans ce secours ; ils fourniront une ressource pour modérer l'accroissement trop rapide du nombre des hommes, en présentant aux ouvriers célibataires des avantages que l'on ne trouve ordinairement que dans le sein d'une famille chérie et jouissant des douceurs de l'aisance.

Les améliorations de l'espèce humaine ne tiennent donc pas seulement au perfectionnement de l'esprit. Nous pouvons, malgré les apologistes éternels des temps passés, nous livrer à l'idée consolante d'une véritable amélioration physique. *Cette prolongation de jours promise à l'homme comme récompense*, par les livres saints, augmente la quantité de travail fournie par la classe laborieuse, multiplie les moyens d'existence dans le même rapport, et au lieu d'une population faible et sans industrie qui succomberait en naissant, entretient une population vigoureuse et éminemment productive. Quand cette population dépasse les bornes imposées par la nature, les guerres, la famine, les maladies la ramènent bientôt à ce qu'elle doit être. Ce passage inévitable d'un excès de population à une population suffisante, passage qui, chez les peuples barbares, ne s'exécuterait qu'au milieu des tourmens d'une affreuse agonie, développe, chez les nations civilisées, tout cet appareil bienfaisant qui distribue avec intelligence une partie des richesses que l'économie avait sagement accumulées chez un petit nombre. Les applications que la Médecine fournit pour arriver à ces buts divers sont d'autant plus efficaces, elles obtiennent des résultats d'autant plus certains, qu'il n'est plus question alors de décomposer les principes généraux d'une science pour y retrouver les modifications individuelles qu'on a sous les yeux. La science est employée dans son ensemble; le principe général est appliqué tel qu'il est exprimé, à la société en masse. Il suffit donc de l'énoncer pour en rendre l'emploi facile ; énonciation qui appartient au Médecin ; *emploi qui est réservé aux gouvernemens.*

Nulle part la Médecine n'a autant besoin du secours des sciences naturelles et des sciences physiques ; nulle part la science du calcul ne lui est aussi nécessaire pour l'établissement de ses preuves ; nulle part, en un mot, elle n'exerce une influence aussi grande, soit qu'elle donne, soit qu'elle emprunte à tous les genres de connaissances, à toutes les branches de l'administration. C'est surtout dans ce genre d'application que l'on peut remarquer plus aisément les bienfaits de cette culture intellectuelle qui proportionne harmoniquement toutes les forces, toutes les facultés de l'homme, et qui développe les unes relativement aux autres, dans des proportions exactes et dans une dépendance réciproque.

Le discours qui précède n'étant en quelque sorte qu'un développement du programme de mes cours de police médicale, je crois devoir publier ici de nouveau ce programme, qui donnera une idée plus complète d'un enseignement que je crois avoir introduit le premier en France.

Programme du cours de Police Médicale donné dans la Faculté de Médecine de Montpellier, pendant le second semestre de l'année 1818.

INTRODUCTION.

L'art de la Médecine pratique résulte de l'application de la science de la Médecine à la conservation et au rétablissement de la santé. — La Médecine pratique se divise en Médecine clinique et en Médecine politique, selon qu'elle considère l'homme isolé ou l'homme en société. — Division de la Médecine politique en police médicale et en Médecine légale. — Histoire et avantage de la police médicale. — Ses *deux modes d'action* sur la population des États. — Des encouragemens à donner à celle-ci. — Du mariage, du célibat, des mariages prématurés et tardifs. — Des maladies qui devraient prescrire le célibat. — De l'évaluation de la population. — Usages à faire des tables de mortalité pour constater les progrès de l'art.

PREMIÈRE PARTIE.

Premier mode d'action. — De la Médecine agissant pour obtenir une population suffisante et robuste.

I. *Habitations.* — Emplacemens à choisir. — Causes qui peuvent en altérer la salubrité. — Moyens de rétablir celle-ci. — Des villes et de leur exposition. — Des rues et des moyens d'y entretenir la propreté; fontaines publiques, égouts. — Des édifices publics, des casernes, des vaisseaux, des prisons, des bains publics. — De l'assise des camps et des devoirs du médecin en cette circonstance. — Des habitations particulières.

II. *Alimens et boissons.* — Des grains et de leurs maladies, de leur conservation et de leur moûture. — Altération des farines. — Fabrication du pain. — Des fruits. — Des légumes et des poisons. — De la viande et du poisson ; des épizooties et autres maladies qui peuvent altérer la qualité des viandes. — Des assaisonnemens. — Batterie de cuisine. — Régime gras et maigre ; avantages et inconvéniens. — De l'eau, des moyens d'en reconnaître les mauvaises qualités et de l'obtenir pure. — Des vins, de leurs maladies et de leurs diverses altérations. — De la bière. — Des boissons distillées. — Des boissons chaudes.

III. *Vêtemens.* — De leur influence physique et morale. — Théorie vestimentale. — Des vêtemens de la tête ; chapeaux et casques du soldat. — Des cheveux et de leur ajustement. — Des modes ou formes de vêtemens chez les hommes, chez les femmes ; habillement des troupes. — Anatomie du pied, théorie de la progression, formes de la chaussure. — Commerce des marchands fripiers

IV. *Professions et amusemens publics.* — Des ouvriers et des maladies inhérentes à chaque profession. — Maladies de l'agriculteur, du soldat, du marin, de l'homme de lettres. — Des manufactures qui peuvent être établies dans l'intérieur des villes, et de celles qui doivent en être éloignées. — De la gymnastique, des divers genres de spectacles ; de l'éducation physique des enfans.

V. *Des mourans et des morts.* — Abus qui se commettent auprès des mourans. — Inhumations trop promptes. — Cimetières. — Voiries.

VI. *De l'exercice de la médecine.* — Enseignement théorique; enseignement pratique; diverses espèces d'écoles.— Des preuves de capacité à exiger de ceux auxquels cet exercice est confié; docteur en médecine, docteur en chirurgie, officiers de santé, oculistes, bandagistes, accoucheurs et sages-femmes, pharmaciens, infirmiers, gardes-malades. — De la police à exercer envers les gens de l'art; conseils de santé, médecins de canton; débit des remèdes secrets, visite des officines.—Inspection des eaux minérales. —Médecine populaire.

SECONDE PARTIE.

Deuxième mode d'action de la Médecine. De la Médecine agissant pour combattre les maux dus à l'excès de population.

I. *Des maladies contagieuses.* De l'infection et de la contagion. — De la peste et des moyens de l'éloigner. — De la dysenterie et des maladies des camps. — De la fièvre jaune, de la petite-vérole et de la vaccine. — De la maladie vénérienne et des moyens d'en borner la propagation. — De la phthisie et des autres maladies qui peuvent être regardées comme contagieuses. — De la rage, et des maladies des animaux qui peuvent se communiquer à l'homme.

II. *Secours publics pour les valides.*—De la mendicité, des maisons de travail et des maladies qui s'y développent. — De la disette et des moyens de la combattre.—Hospices de maternité.—Etablissemens pour les orphelins et les enfans trouvés. — De l'asphyxie, de ses diverses espèces et des moyens à employer pour rappeler les asphyxiés à la vie.

III. *Secours publics pour les malades.* — Des hôpitaux et des secours à domicile. — Des hospices d'aliénés. — Des hôpitaux militaires sédentaires et ambulans. — Du choix à faire dans les édifices où peuvent être établis ces derniers ; du transport des malades, de leur disposition dans les salles ; des ustensiles et fournitures nécessaires aux malades. — Des moyens de corriger et de renouveler l'air des hôpitaux.

FIN.

De l'Imprimerie de FEUGUERAY, rue du Cloître Saint-Benoît, n° 4.

www.ingramcontent.com/pod-product-compliance
Lightning Source LLC
LaVergne TN
LVHW011959160826
845678LV00002B/616